L'EAU FROIDE

DEVANT LE SIÈCLE

OU

LA MÉDECINE SANS FRAIS DE REMÈDES

QUESTIONS POSÉES A LA SCIENCE OFFICIELLE
SUR LA DÉCOUVERTE DE PRIESSNITZ

PAR

V. MICHAL

DIRECTEUR-PROPRIÉTAIRE D'UN ÉTABLISSEMENT HYDROTHÉRAPIQUE,
A NOYAREY, PRÈS GRENOBLE (ISÈRE).

PARIS
EN VENTE CHEZ TOUS LES LIBRAIRES

1854

Il y a quelque vingt ans, un pauvre paysan de Silésie s'érigea, de sa propre autorité, au rang des faiseurs de miracles. Il guérissait toutes sortes de maladies avec de l'eau froide.

Ce fut, vous pouvez bien le croire, un soulèvement général dans le pays, et cela se comprend sans peine.

Un homme simple, ignorant, profondément ignorant, Messieurs, allant de maison en maison, armé, pour tout bagage médical, d'une ou de deux éponges, ne pouvait être qu'un fou ou un charlatan, dans tous les cas un homme dangereux ; car, je vous prie de le croire, il lui passait des masses de malades par les mains.

Les médecins du pays s'inquiétèrent, et l'affaire fut portée devant les tribunaux. Heureusement pour notre homme, on ne pouvait l'accuser d'employer des remèdes dangereux, et la question se résuma dans cette charge : *Exercice illégal de la médecine.*

Le paysan s'appelait Priessnitz; il habitait *Græf-*

fenberg, près de Freiwaldau, en Silésie, je crois l'avoir dit déjà.

Comme Priessnitz est véritablement un bienfaiteur de l'humanité, il a ses historiens et ses fanatiques, de sorte qu'il serait très-facile de vous donner la date de sa naissance et celle à jamais regrettable de sa mort, mais ceci ne nous importe que médiocrement.

Car Priessnitz, le paysan, le fou, le charlatan, le médecin sans diplôme, fut acquitté, et il reçut officiellement du roi l'autorisation de continuer à guérir ses malades, mais seulement avec de l'eau froide. J'ignore si on avait prévu le cas de l'eau chauffée. Il ne demandait pas mieux. Or, Priessnitz a guéri plus de dix mille personnes, dans sa vie, par sa méthode, et cela est *prouvé* :

1° Par le témoignage oculaire de tout le pays environnant sa demeure;

2° Par l'immense popularité attachée, en Allemagne, au nom et à la mémoire de Priessnitz;

3° Par un ou deux millions laissés par lui à sa mort, et il ne se faisait pas payer cher;

4° Enfin par cette raison que sa méthode est bonne.

Supposons une minute qu'il n'ait pas guéri quinze mille malades lui-même, cela ne ferait encore rien à la chose; ce qu'il y a de sûr, c'est qu'il a des successeurs, et que je suis un d'entre eux.

L'hydrothérapie, ou le traitement par l'eau froide, est pratiquée par beaucoup de gens. Il y a des établissements un peu partout; il y en a, rue de Longchamps, Neuilly, chez M. le docteur Pigcaire; il y en a, à Bellevue, chez M. Fleury; il y en a à Lyon; il y a des douches et appareils à la Samaritaine ; et tant d'autres un peu partout.

J'en ai un moi-même, il peut contenir dix personnes à l'aise, c'est tout petit, mais c'est dans un beau pays, à Noyarey, canton de Sassenage (bourg recommandable à divers titres). L'établissement a un joli jardin, et de l'eau, ah ! par exemple, de première qualité : de 8 à 9 degrés, claire comme de la vraie eau de roche qu'elle est, dissolvant le savon et cuisant les légumes secs (signe caractérisque de l'eau bonne pour le traitement hydrothérapique).

Or, ou l'hydrothérapie est une bonne chose, ou non. Si oui : alors je fais mon article, et ceci est mon prospectus, car une masse de gens me disent que la publicité est un moyen de parvenir ; si non : alors je demande qu'on fasse fermer tous les établissements du genre du mien en France ; car c'est un vol odieux que de vendre de l'eau.

Qui donc pourra dissiper nos doutes ? Eh ! mais, dans une question semblable, c'est l'Académie des sciences qui doit prononcer.

C'est donc à haute voix et avec instance que nous lui demandons son avis, car l'intérêt en jeu est immense, la médecine, *sans frais de médicaments*. Est-ce un problème assez important ? J'entends dire qu'il y a eu des rapports, des enquêtes, etc. Qui est-ce qui le sait ? Qui les a vus ? Et puis, cela ne nous suffit pas à nous. Nous voulons des cours d'hydrothérapie, publics, sur la place s'il le faut, partout, que tout le monde puisse se servir pour se guérir, de l'eau que le bon Dieu a donnée à tout le monde ; ou bien on nous dira que cela ne vaut rien, que les *hydropathes* sont des fous. Alors qu'on nous enferme comme des fous ! Je n'ai pas le droit de traiter les malades, mais n'aurais-je pas par hasard le droit de lire en public l'ouvrage d'un médecin ? Autre question à résoudre. Si j'ai ce droit, j'ouvre dès aujourd'hui une souscription pour louer un local où on lira, du matin au soir, les ouvrages d'hydrothérapie. Je citerai tout à l'heure les noms et titres des auteurs que nous choisirons tout d'abord, soyez tranquilles, ils ont leur large place au soleil de la renommée et du mérite. Et puis, n'y aurait-il pas aussi quelque chose à faire en honneur de Priessnitz, s'il a véritablement trouvé quelque chose.

L'eau froide guérissant presque toutes les maladies! Mais l'homme qui a découvert ce vaste secret de la nature doit être connu et béni par tout le monde.

Lorsque l'Académie des sciences aura prononcé sur la valeur réelle de l'hydrothérapie en général et du mérite de Priessnitz en particulier ; nous ferons une souscription pour qu'on élève une statue à l'inventeur, et pour que près de la statue du grand homme soit élevé un vaste édifice, où, à bon marché, 25 centimes par exemple, on puisse à volonté prendre une douche, un bain de piscine, un bain de siége, etc.

A propos de bains de siége froids, je garantis avec son emploi le soulagement toujours, et souvent la guérison complète d'un mal de dents quelconque, fût-il poussé jusqu'à la rage. Pendant la durée du bain de siége, qui ne doit pas excéder l'espace de 5 minutes, dans une eau à 6 ou 8 degrés cent, on aura soin de tenir une serviette mouillée sur la tête et de se gargariser la bouche avec de l'eau froide. Le remède est simple et qui plus est, rationnel. Car, par le fait même de l'action de l'eau qui après avoir agi en refroidissant, réchauffe outre mesure la partie mouillée, la réaction s'opère, et le sang se déplace dans le même sens. C'est la même loi qu fait que les mains brûlent quand on a touché de la neige. Tout le monde a fait cette expérience.

Je répèterai donc à satiété : Si l'eau froide est bonne comme médicament, que tout le monde soit appelé à s'en servir, et que par conséquent on enseigne partout la méthode; si elle ne peut s'employer qu'en vain, et avec des dangers, qu'on les signale et surtout qu'on stigmatise les idiots assez fous pour consacrer une minute seulement à l'application ou au prosélytisme d'une aussi maigre absurdité.

Titres et noms des maladies diverses, traitées et guéries au moyen de l'eau froide, employée rationnellement, par M. le docteur Fleury,

Médecin de l'établissement Hydrothérapique de Bellevue-sous-Meudon;

Professeur agrégé de la faculté de médecine de Paris;

Membre honoraire de la Société anatomique de Paris;

Membre correspondant de la Société impériale de médecine de Marseille,

Et royale de Belgique;

Chevalier de la Légion-d'Honneur et de l'ordre de Léopold de Belgique;

L'un des auteurs du Compendium de médecine pratique.

Recherches cliniques sur leur traitement, par M. Fleury.

Congestions chroniques du foie, de la rate, de l'utérus, des poumons et du cœur, névralgies et rhumatismes musculaires,

Chlorose et anémie, fièvres intermittentes, déplacements de la matrice, hystérie, ankyloses, tumeurs blanches, goutte, maladies de la moëlle.

Des affections chroniques du tube digestif, spermathorhée, etc.

La liste est longue.

Il faudrait ajouter les maladies aiguës, telles que les fièvres éruptives, (scarlatine variole, rougeole),

Pneumonie, fièvre typhoïde, etc., etc.

Le programme est vaste, immense, il renferme *toutes* les maladies, même celles considérées comme incurables. N'est-il pas urgent de faire connaître, apprécier et appliquer, s'il y a lieu, une médication simple, normale, exacte, logique, et dont l'agent unique, le seul employé et suffisant est *l'eau froide*.

Aussi, c'est elle qui demande, par la voix d'un étranger à la science, en présence du siècle qui exige une simplification dans tous les systèmes, son droit de cité universel ou sa destruction complète comme système, après discussion franche.

Ces quelques incomplètes réflexions amènent à cette conclusion que l'eau froide qui n'est employée médicalement que dans quelques établissements spéciaux où l'on ne traite, d'ailleurs, que des maladies chroniques, peut être appliquée avec *certitude* dans une foule de maladies aiguës. Mais malheureusement il y a contre cette méthode une dangeréuse lutte ; on ne la prône que dans certains cas peu nombreux, et on ne l'a jamais solennellement expérimentée.

QUELQUES MIRACLES DE PRIESSNITZ.

Je tiens ces détails de M. le capitaine Claridge, qui en a été le témoin. C'est un des enthousiastes de Priessnitz ; il a prêché l'hydrothérapie en Angleterre, et à sa voix de nombreux établissements se sont élevés. Il a écrit un ouvrage dont le titre signifie, *chacun son propre médecin*.

Il serait difficile d'exprimer la profonde admiration qu'il conserve pour l'inventeur de l'hydrothérapie. C'est un véritable culte. Guéri radicalement par lui, après un traitement prolongé, d'une goutte qui lui avait ankylosé les deux pieds, il s'est fait l'apôtre de la médecine du progrès et des simples.

Priessnitz est un grand homme. Ignorant (il n'a jamais su écrire), Priessnitz avait une sorte de seconde vue médicale qui lui indiquait la maladie et la manière de la traiter. Méprisant les moyens de la médecine ordinaire, détestant cordialement les médecins eux-mêmes, qui l'avaient persécuté, il diagnostiquait d'un coup-d'œil et formulait son ordonnance.

Pendant son séjour à Graffenberg, M. C.,. a vu, suivi, étudié, appris. Il raconte :

J'avoue que ce que je vais dire semble si étrange, que j'hésite... N'importe !... si l'on ne me croit pas, qu'on s'informe. Ce n'est pas difficile, il y a des livres.

Mais si cela est vrai... et je le prouverai s'il le faut par des témoins ou des lettres, la révolution médicale se prépare.

Au moyen de l'eau froide, de l'hygiène, de l'exercice, Priessnitz a changé des constitutions lymphatiques en constitutions sanguines, et il a laissé la méthode.

Il a refait, reconstitué dans leur force primitive des membres émaciés, perdus, destinés à l'amputation ; témoin le prince ..., dont je citerais le nom, et qui, du reste, a pris par reconnaissance l'engagement de donner le certificat de sa guérison miraculeuse, à qui le lui demanderait. Il avait reçu une balle dans la cuisse, et à bout de moyens, la médecine avait décidé de la lui couper.

Le capitaine C... dit à tout le monde, que sa fille, madame la marquise de Saint-A..., arrivée à Graffenberg, pour voir son père malade, condamnée elle-même par les médecins qui l'envoyaient mourir en Italie, fut présentée à Priessnitz.

Après l'avoir fait marcher devant lui, Priessnitz dit au père qu'elle n'était pas malade. Mais cependant, dit M. C..., les médecins disent qu'elle est phthisique, et d'ailleurs elle tousse, elle souffre, elle meurt. Oh ! dit Priessnitz, il est clair qu'elle est perdue parce qu'elle a la poitrine trop étroite et que les poumons ne peuvent jouer à l'aise. Alors, dit le pauvre père, que la volonté de Dieu soit faite. La volonté de Dieu, dit Priessnitz, est qu'on lui refasse la poitrine.

L'eau froide, les courses, les exercices gymnastiques, le grand air, le sciage de bois, la nourriture simple, que sais-je ?

Deux mois après, les robes étaient trop étroites du buste ; et, dit le capitaine, c'est une femme superbe aujourd'hui.

—Mais si on peut *refaire* une constitution, et je le répète pour la dixième fois, M. Fleury vous l'assurera lui-même, ce serait peut-être à voir de près !

Priessnitz a guéri des gens que les médecins avaient laissés morts. Entre autres, un cholérique, qui, s'en allait trépassant, sous le drap qu'on lui avait déjà jeté sur la tête ; ce mort vivant était à déjeuner cinq jours après. Priessnitz l'avait fait frictionner pendant cinquante-deux heures. Dame, c'est long, mais encore...

(Voir la méthode pour guérir le choléra.)

Dans le traitement des fièvres éruptives (rougeole, petite vérole, scarlatine, miliaire), l'immense avantage de l'eau froide est que l'influence de l'air est complétement inoffensive.

La ceinture mouillée portée ordinairement guérit radicalement en quelques jours, tout dérangement intestinal, diarrhée ou constipation.

Les lavements froids seuls suffisent pour préserver de toute maladie du ventre.

Quelques personnes en font usage. Y en a-t-il qui, ayant cette habitude, aient eu le choléra ? Ce serait une question bien facile à résoudre, et un moyen de préservation bien simple.

Personne ne redoute trop les bains froids, c'est d'ailleurs une affaire d'habitude, et beaucoup de personnes sont fanatiques de cet exercice salutaire. Eh bien ! cette pauvre hydrothérapie tourne généralement en passion pour ceux qui la suivent, surtout ceux qui la redoutaient le plus en principe.

Il ne s'agit que de s'y mettre.

Notons que comme hygiène à l'usage des gens bien portants, il est reconnu que se laver le corps à l'eau froide, est une bonne chose, n'est-ce pas, Madame ? En Russie on se frotte avec de la neige et les bains russes sont reconnus excellents ! Mais tout le monde sait ces choses, à quoi bon les répéter. Pourquoi alors Priessnitz est-il si inconnu ?

Entrez dans cette voie-là, ô vous de la science, guérissez vos malades et surtout ne ruinez pas le pauvre par des frais de remèdes qui sont souvent tout au moins inutiles. Ou bien si nous avons tort, qu'on nous le montre, mais qu'on discute !

Depuis quelques années il y a dans l'étude des maladies et de leur traitement, une tendance qu'il est bon de faire remarquer. Tout se simplifie ; au lieu de la pharmacopée compliquée des siècles derniers, nous avons eu l'homéopathie, puis Raspail, puis l'hydrothérapie. Nous passons à la métallothérapie, mais voici venir l'air comprimé, les bains de soleil, l'électricité ; où nous mène l'électricité comme agent thérapeutique ?

Ce sont des faits bien graves à constater. La nature a l'air de vouloir reprendre ses droits. Ce serait temps, j'espère.

Est-il permis de prédire ?

Eh bien, après l'eau froide, l'air comprimé, le soleil, en remontant toujours nous aurons l'électricité naturelle. Ne vous étonnez pas de ne pas réussir toujours, vous qui traitez les maladies par la pile, ou les chaînes voltaïques, etc. Vous vous rapprochez du vrai, vous brûlez.

Car voici venir l'heure, où la seule, la grande, l'universelle médecine, la vraie panacée universelle va avoir sa place, le *Magnétisme humain*. Tous les systèmes s'y rapportent ; au fur et à mesure qu'il surgit une découverte qui s'en rapproche, le reste tend à s'éloigner de lui-même et à tomber dans l'oubli.

N'y arriverons-nous pas, dites ? Voyez-vous bien, la marche de la science, oh ! c'est une vérité vraie, et la vérité se fait jour quand même.

Dans cinquante ans d'ici, tout père de famille saura qu'avec le désir de guérir son enfant malade, et en lui imposant les mains, il le guérira. Et lui-même dira au Benjamin, à l'enfant de prédilection, au maître véritable du logis :

Enfant, j'ai mal à la tête, souffle-moi sur le front avec ta petite bouche fraîche.

Je suis sûr que vous vous êtes fait guérir souvent comme cela et sans vous en douter, Madame.

C'est un fait bizarre que de voir combien un baiser d'enfant calme vite une douleur névralgique !

Eh ! la première mère du monde, n'a-t-elle pas guéri son enfant en lui frictionnant la partie malade, et la pauvre bête dans la forêt et dans l'étable, ne lèche-t-elle pas son petit blessé.

La salive humaine est un remède, et dans la croyance instinctive du peuple, l'urine est un fébrifuge.

Pourquoi fait-on donc à plaisir l'homme si faible ? On nous dit que Dieu est bon, et le préjugé crie au blasphème, quand on constate une preuve de plus de sa vaste bonté. Ce qu'il y a de déplorable c'est que, partie d'un point, l'humanité se soit condamnée elle-même à tant s'en éloigner qu'il lui devienne presque impossible d'y revenir.

Mais la question s'éloigne du point réel ; nous n'avons point ici à parler magnétisme, restons-en à l'eau froide.

Mais, pour Dieu ! étudions-en les bienfaits, et servons-nous-en si elle est vraiment bonne.

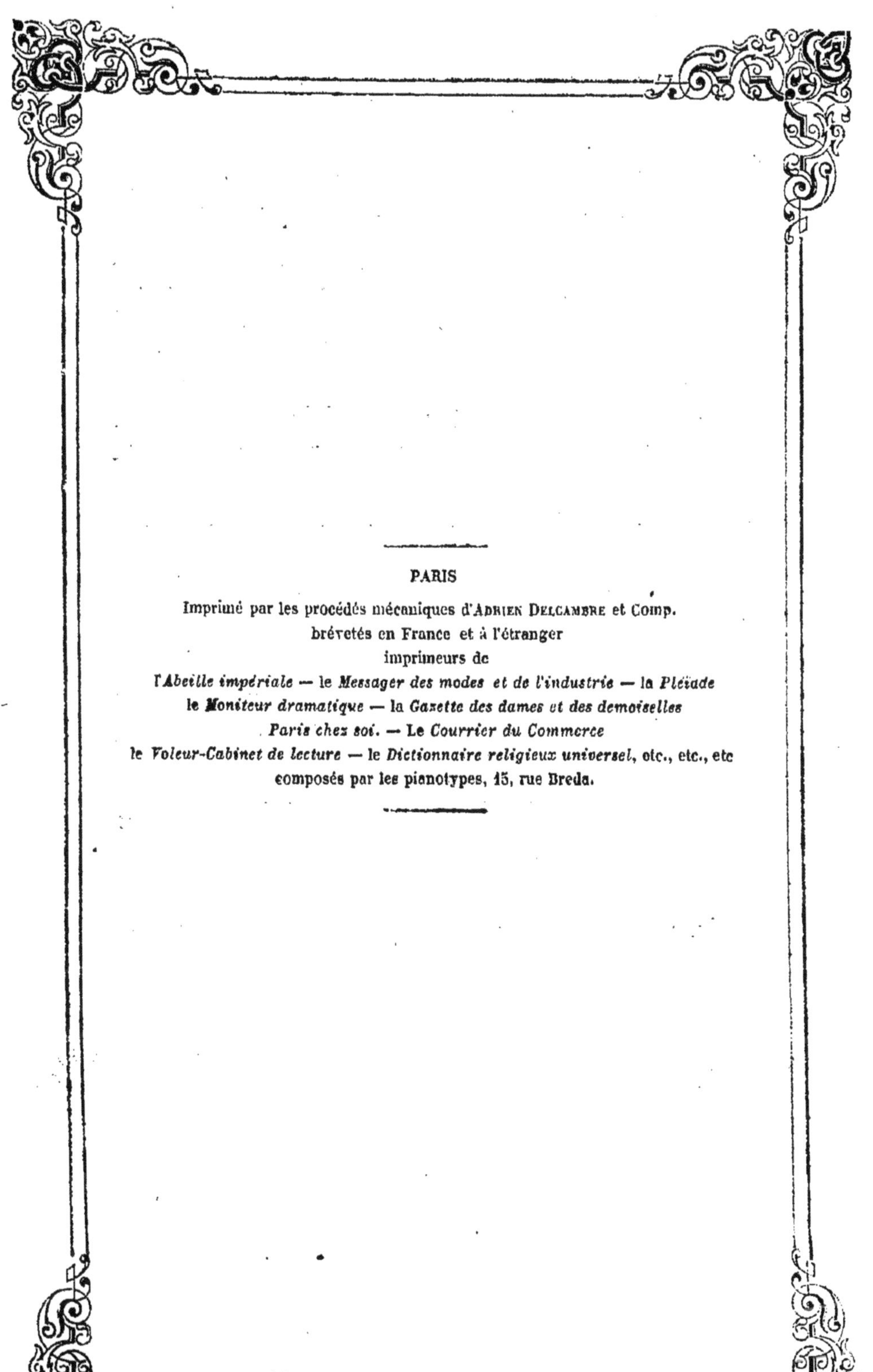

PARIS

Imprimé par les procédés mécaniques d'ADRIEN DELCAMBRE et Comp.
brévetés en France et à l'étranger
imprimeurs de
l'*Abeille impériale* — le *Messager des modes et de l'industrie* — la *Pléïade*
le *Moniteur dramatique* — la *Gazette des dames et des demoiselles*
Paris chez soi. — Le *Courrier du Commerce*
le *Voleur-Cabinet de lecture* — le *Dictionnaire religieux universel*, etc., etc., etc
composés par les pianotypes, 15, rue Breda.

www.ingramcontent.com/pod-product-compliance
Ingram Content Group UK Ltd.
Pitfield, Milton Keynes, MK11 3LW, UK
UKHW022212190726
13855UKWH00004B/1724

9 782013 488334